戸川 敦 著

天からの授かりもの

—がんの患者会ができるまで—

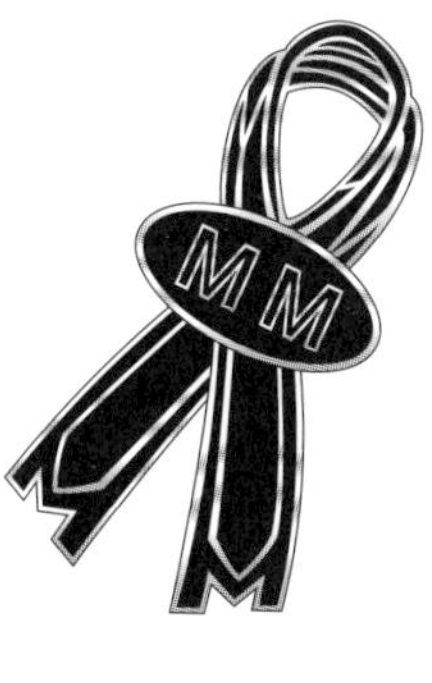

株式会社 新興医学出版社

目次

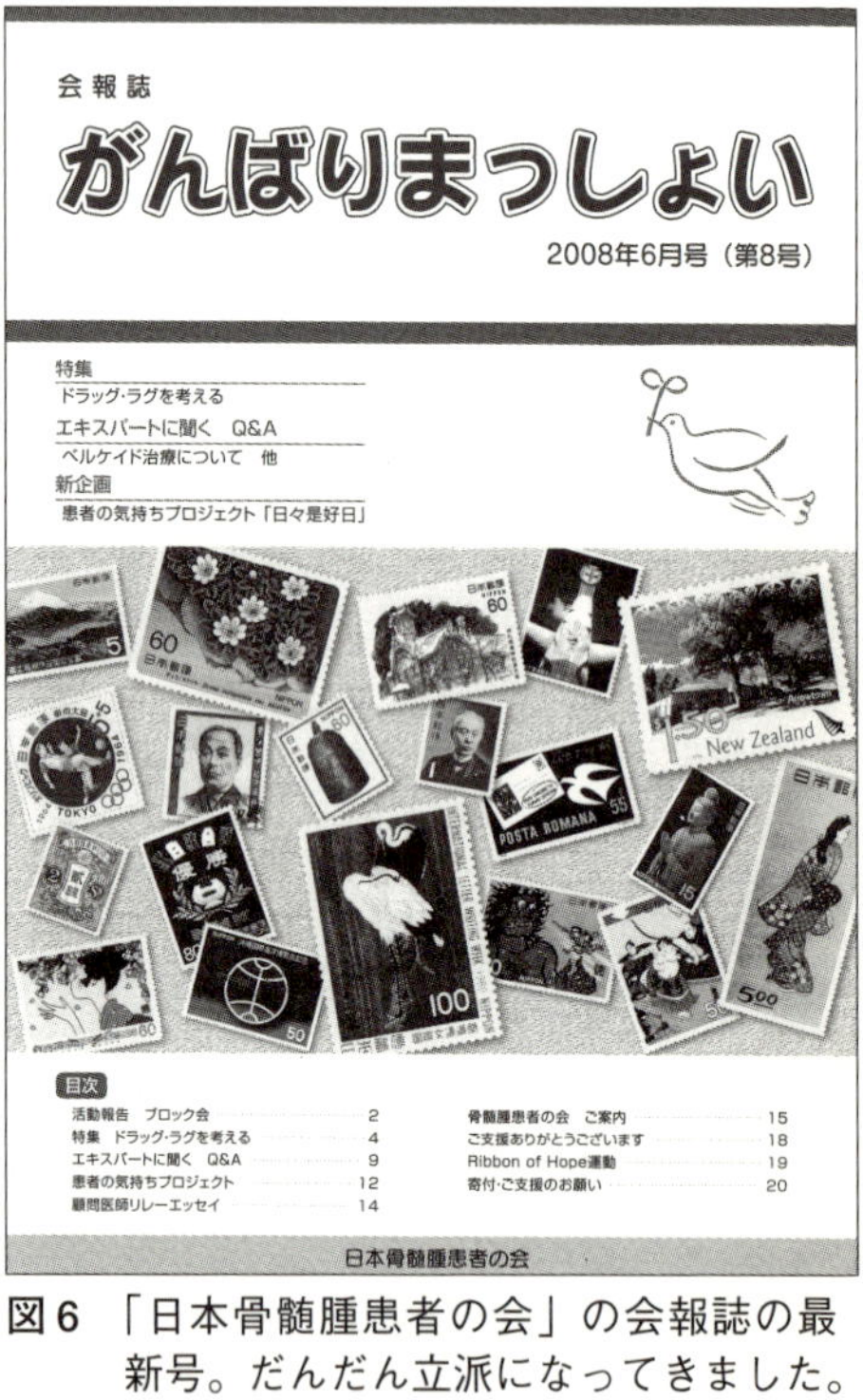

会報誌

がんばりまっしょい

2008年6月号（第8号）

特集

ドラッグ・ラグを考える

エキスパートに聞く　Q&A

ベルケイド治療について　他

新企画

患者の気持ちプロジェクト「日々是好日」

目次

日本骨髄腫患者の会

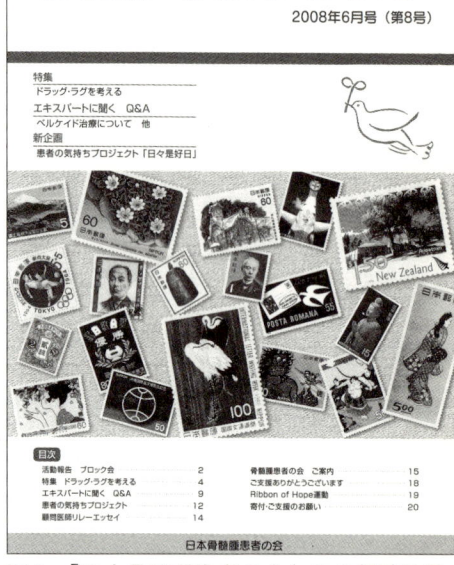

図6　「日本骨髄腫患者の会」の会報誌の最新号。だんだん立派になってきました。

事務局

東京都小金井市東町 4-37-11

FAX ： 042-381-0279

E-mail ： owner-imfjapan@myeloma.gr.jp

出会い

堀之内さんに初めて出会ったのは平成九年（一九九七年）九月末頃だったか，ようやく暑さも遠退きほっと一息ついた折りで，少しはにかんだ表情で部屋に入ってこられた。

当時私は国立国際医療センターで血液病を専門に診ていて，特に多発性骨髄腫の患者さんが多かった。患者さんの多くは恩師からひきついだもので，医療センターがナショナルセンター[*1]となって四年目，バブルがはじけ不景気の真っただなかにあったにも拘わらず職員や設備がどんどん増えてまさに興隆期を迎えようとしている時だった。

堀之内さんは，自身が骨髄腫にかかってK大学病院に受診中のことや患者会をつくろうとしていることなどを話され，遠慮がちだが期待を込めたまなざしで私に会の顧問医師になってほしいと言われた。

当時私が診ていた患者さんたちは私が治療の話をしようとする

と，面倒な話はやめてと言わんばかりにおもむろに話をさえぎって
「ああ，先生におまかせします。先生が私の身体に一番合うと思う治療をしてください」
と言うのが常だった。病初はそれでも良いが，病気が進むにつれギクシャクしてくる。
そんな時私は（自分の病気のことをもっと勉強して欲しいな，患者さん同士が話し合い，励ましあうのも良いかも）と思ったりする。それに不治の病の骨髄腫に患者会が育つかどうか自信がなかったが，堀之内さんの熱意に応えお手伝いすることにした。

＊1　ナショナルセンター
　大部分の国立病院療養所は独立行政法人国立病院機構に所属しているが，がんを専門とする国立がんセン

JCLS 88002-500

ター，小児病を専門とする国立成育医療センター，老人病を診る国立長寿医療センター，循環器病を診る国立循環器病センターそして主に海外と医療協力する国立国際医療センターはそれぞれ独立していて高度医療を果たすよう組織されている。

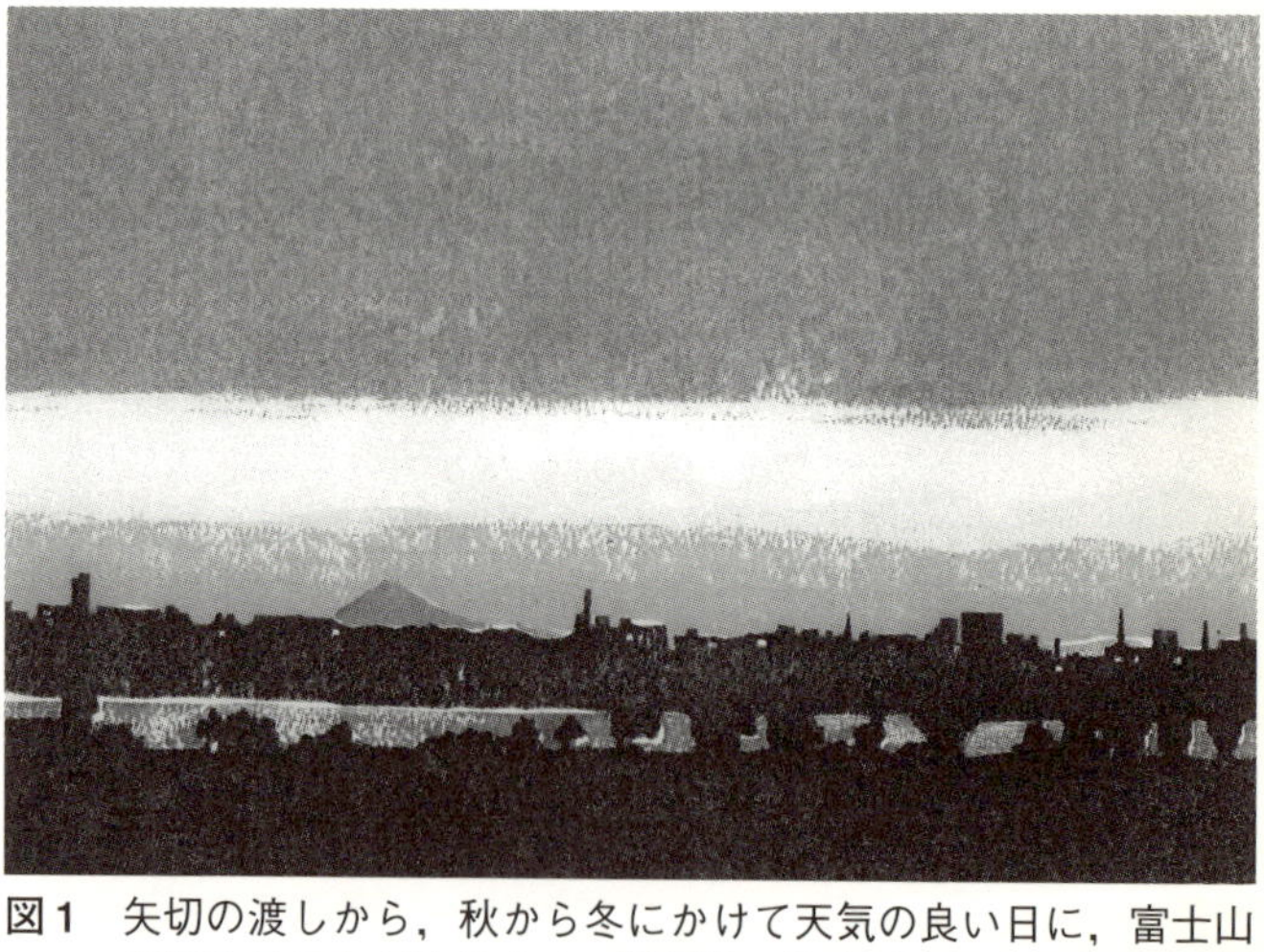

図 1　矢切の渡しから，秋から冬にかけて天気の良い日に，富士山が見えることがあります。横張龍一先生（元国立熱海病院長）恵写。（版画絵）

幹細胞移植

堀之内さんは一昨年の平成七年（一九九五年）四月Ｋ大学病院に入院し，丸八ヵ月かけて自家末梢血幹細胞移植療法を受けた。俗に言う骨髄移植だ。前もって骨髄穿刺を繰り返し骨髄細胞を採取しておくのが従来の方法で，堀之内さんの場合，造血刺激因子を注射して骨髄から血管へ白血球や赤血球などに成長する細胞（造血幹細胞，略して幹細胞）を動員させ，採取機器[*1]を用いて自分の腕などの血管から幹細胞を集める方法だ。

骨髄腫は非常にめずらしい病気で，初めは何の症状もなくただ血液検査で異常が見られることが多い。貧血や腰痛，風邪や肺炎など引きやすいということで受診することもある。

抗がん剤の大量投与が有効で，大量投与で破壊された骨髄を前もって血管から採取した幹細胞でレスキュウする（助ける）のが末梢血幹細胞移植療法である。この治療法は既に九年前のアメリカの学[*2]会誌に報告され，我が国は遅れて，Ｋ大学病院でも骨髄腫に対し堀之内さんが二例目ということだった。

入院後VAD[*3]療法次いで末梢血幹細胞採取[*4]のため三コースのエンドキサン大量療法，十月メルファラン[*5]二〇〇㎎/㎡の前処置を行った後，保存してあった末梢血幹細胞を血管に戻し，順調に骨髄の回復をみた。

もちろんこの間堀之内さんは超大量化学療法[*6]による副作用――吐き気，嘔吐，下痢，高熱などに苦しめられた。

しかし完全寛解[*7]は得られず，少量のM蛋白が血中に残った。

堀之内さんの移植がしゅくしゅくと進められていた平成七年という年は，一月十七日に死者五千百人余，損壊家屋十万以上の阪神・淡路大震災が発生した年で，もしこの都市直下型大地震が東京でも起ったらと人々は震え上がる思いだった。さらに三月二十日，東京の地下鉄でオーム真理教の若い信者らにより猛毒のサリンがまかれ死者十二人というなんとも不条理な事件が起きている。

自家末梢血幹細胞移植は，採取した幹細胞中に骨髄腫細胞が混入していたり，大量の化学療法により患者さんの身体にある骨髄腫細胞を根こそぎ駆逐できたかどうか問題があり，根治療法と言いきれない面があるが，それでも八ヵ月ぶりに我が家の敷居をまたぎながら，抗がん剤による脱毛や肝機能障害にみまわれていた堀之内さんはこれだけの時間と労力をかけたのだから少なくとも三，四年は平穏無事に過ごせるはずと考えた。

＊1　採取機器
　一方の腕の血管から血液を吸引し，採取器の中で遠心して幹細胞を集め，幹細胞以外の血球・血漿成分は他方の腕の血管に戻す装置。

＊2　Barlogie et al：Blood 1986；67：1298

＊3　VAD療法

ビンクリスチン vincristine（商品名オンコビン），アドリアマイシン adriamycin（同アドリアシン），デキサメタゾン dexamethasone（同デカドロン）の三者を併用する治療法。有効率が高く，即効性。幹細胞を傷つけないので移植前の腫瘍量を減らす療法として頻用される。

＊4　末梢血幹細胞採取のためのエンドキサン大量療法

シクロホスファミド（商品名エンドキサン）を大量に投与して腫瘍細胞を含め骨髄を空にして，造血刺激因子を連日投与すると幹細胞が大量に骨髄で産生され末梢血に流出してくる。

＊5　メルファラン二〇〇㎎/㎡の前処置

移植直前の超大量化学療法のこと。これによって腫瘍細胞の撲滅を期す。腫瘍細胞ばかりでなく骨髄細胞も撲滅してしまうので前もって採取保存してあった自身の幹細胞を血管を通じて骨髄に戻し，血球の回復を早める。

＊6　超大量化学療法（メルファラン）の副作用

骨髄抑制による感染症，貧血，出血傾向。消化管粘膜損傷による口内炎，食欲不振，悪心，嘔吐。肝機能障害によるトランスアミナーゼ値上昇，黄疸。脱毛。発疹。間質性肺炎，肺線維症。心筋症，不整脈。

＊7　完全寛解

骨髄より骨髄腫細胞が消失し，血中，尿中のM蛋白が消失しそれらが四週間以上持続した場合完全寛解という。完全寛解は治療の目標となるが，治癒を意味しない。

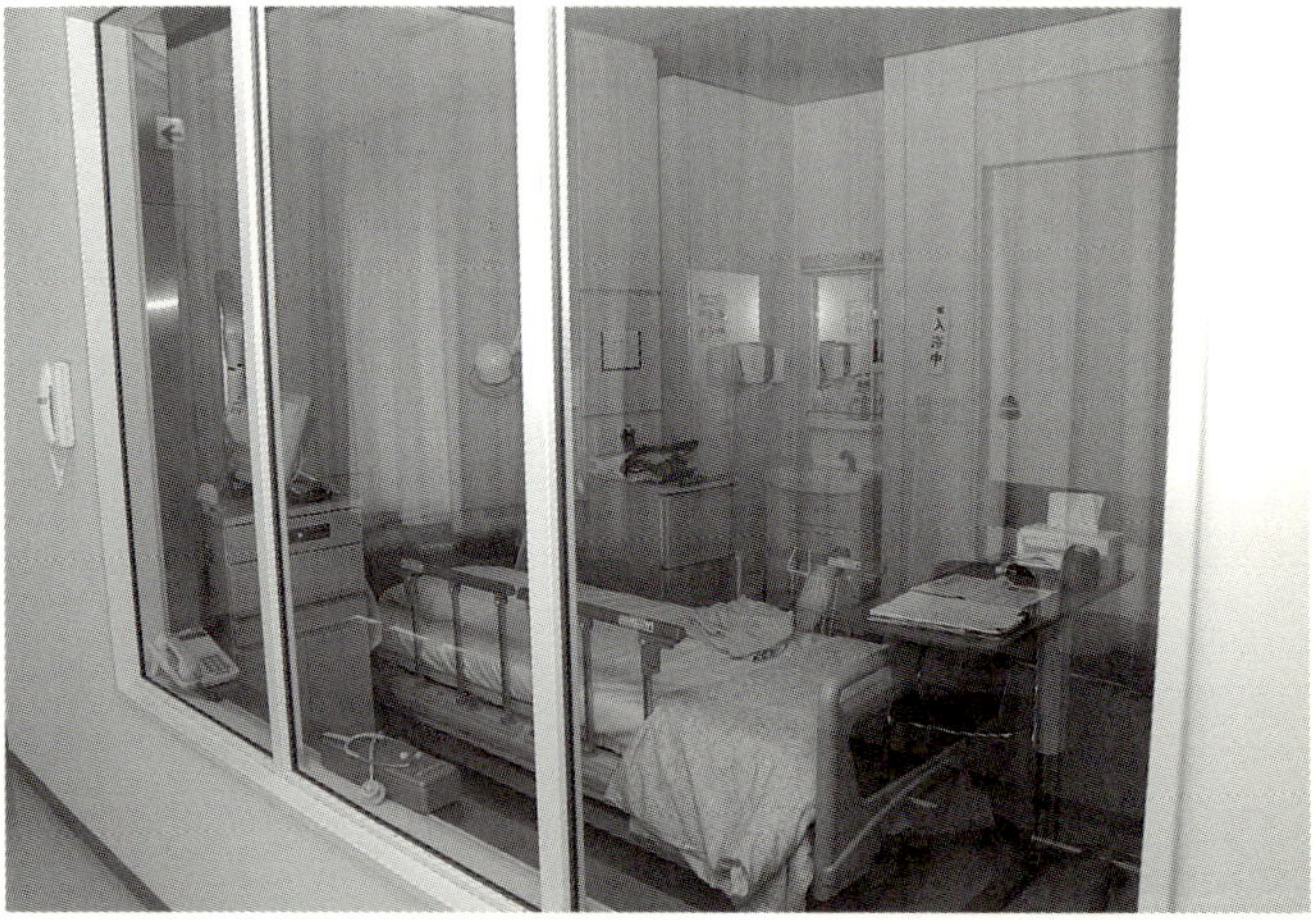

図2　堀之内さんが入室したときから数えて12年目の最新型の無菌室です。
癌研究会有明病院化学療法科　畠 清彦 部長　恵写。

再発

お正月は家族全員そろって，

「やはり家が一番いいよ。みんなと一緒に食べるご飯が一番おいしい」

と堀之内さんは心から思った。

移植後一旦職場に戻ったが，仕事をしていても一日たりとも再発の恐れを抱かない日はなかった。はたせるかな平成八年十一月頃より再びM[*1]蛋白が増え始め翌年一月に急上昇して

「病気が再発した。もう一度移植した方がいい」

と主治医から告げられ

「そんな……」

と堀之内さんは言葉を失った。医師から移植しても必ずしも治癒が得られるとは限らないと聞かされてはいたが，こんなに早く再発してしまうなんて，その時受けたショックはがんと告知された時より何十倍も堪えた。しかし今冷静に考えてみると自分の骨髄腫は少

量だろうが，大量だろうが抗がん剤に一切期待がかけられないタイプだったのだ。
「三，四年は大丈夫だろうと期待してつらい抗がん剤治療に耐え移植をしたにもかかわらず，わずか一年で再発したときには病気のこと，家族のこと，仕事の上で迷惑をかける方々のことなどを思い，精神的に相当つらい思いをしました」（私が思うに，堀之内さんにとって最もつらかったことは将来が完全にとざされたことで，断腸の涙を流したことだろう）
移植を二度繰り返す治療法は一九八九年以来アメリカのバーロギー[*2]が行っていて，二百症例近くまとめた論文を一九九九年（平成十一年）報告している。
一回より二回移植（タンデム移植）の方が良いとの結果がでたのは，これよりずっと遅れて二〇〇三年[*3]（平成十五年）のことである。

こうしてみると，堀之内さんが移植を受けた一九九五年（平成七年）当時の日本で，一回の末梢血幹細胞移植により病気が治るかもしれないと思ったり，移植時のあのつらさを二度と繰り返したくないと思うのも無理はない。

移植後再発を宣告されるまで堀之内さんは将来の夢を描いたり，著作に忙しかったりで同病相憐れむ仲間はいなかった。

八ヵ月にわたる入院中，抗がん剤の副作用から解放されればありあまる時間があったので，堀之内さんは前々から構想していた「債券取引の知識」を一気に書き上げ日本経済新聞社から出版した。

”最初はかなり基礎的なところからはじまり“とまえがきにあるが門外漢の私にはまるで歯が立たなかったが，専門家からは高く評価されているようで，事実堀之内さんが亡くなって五年後日本興業銀行の後輩たちが古くなった記述を改め改訂版を出してくれた。

ところで再発と言われ堀之内さんは途方に暮れた。

当てもなく本をパラパラめくってみたり，パソコンを使いインターネットで骨髄腫の関連事項を探したりしていた時，ふっと眼に留まったのはアメリカの国際骨髄腫財団　International Myeloma Foundation　IMFのホームページだった。

パソコンを使った電子メールリストでの患者同士の情報交換が活動の中心で，そのほか骨髄腫の患者や家族に病気の情報をあたえたり，セカンドオピニオン取得の仲立ちをしたり，学会を主催・後援したり，学術助成金をだしたりと八面六臂の活躍をしている団体のサイトだった。

「これだ」

すかさず電子メールリストに自分の名を書き込む。

翌日には，アメリカの骨髄腫患者から英語の返事がきた。

「なんだ。再発したくらいで。おれなんて三回移植して三回再発しているんだ」

一人じゃないんだ。堀之内さんは安らぎを覚えた。

「病との孤独な戦いに破れ，傷つき，矢尽き刀折れた戦士，そんな哀れな自分を救ってくれるのがこれなんだ。

自分だけじゃない，日本の骨髄腫の患者はみんな自分と同じような境遇にいるんだ。がんに対する不安，治療中の一寸した心身の変化，誰にも相談できない孤独感。

救いは同じ患者と絆を深めるしかない。

アメリカに行ってみよう。アメリカでセカンドオピニオンを得，ＩＭＦに行こう」

堀之内さんはセカンドオピニオン取得のためデューリー，バーロギー，カイルの三人に手紙をFedexで送り，ＩＭＦの理事長スージーのアポイントメントを得た。

セカンドオピニオン取得とは，主治医の診断や治療方針が妥当か否か，また主治医の示す治療法以外に治療法があるかどうか主治医以外の医師に問うことで，セカンドオピニオンに対しインフォームドコンセントという言葉があり，これは医師の説明に患者が同意することを意味する。

言い換えれば，主治医から診断や治療に関する説明が十分なされ，患者が納得し，それらの説明に基づいて治療が行われていれば（すなわちインフォームドコンセント），セカンドオピニオンは必要ないかも知れない。

再発を告げられ平成九年二月デキサメサゾン大量療法[*4]，次いで外来でMCNU-VP療法を施行。M蛋白の増加を抑える程度の効きだったが七月十六日再度デキサメサゾン大量療法を施行し七月末アメリカに飛んだ。

アメリカに行くまでの間，堀之内さんはIMFの電子メールリストを熱心に見ていた。二度移植を受けた人たちのメールがだんだん増えてきて，二度移植で完全寛解が得られても再発してしまうことがわかってきた。

それなら自分の骨髄が機能している間はどうも好きになれない移植はやめておこう。機能しなくなったら仕方がないから移植を考えよう。

それとこれは自分だけの感じかも知れないが，移植によりがんの勢いは止められるが，肉体も傷つけられるようで，移植前のあの気力が戻ってこない。

こうしたことをセカンドオピニオンを取得する際先生に確認してみよう。

＊1　M蛋白
形質細胞ががん化した骨髄腫細胞が産生する免疫グロブリンのこと。均質な蛋白で電気泳動すると同一易動

度に泳動される。病勢に関わるのは骨髄腫細胞の多寡であるが，骨髄穿刺の手間と患者の苦痛を鑑み，M蛋白の多寡で代用する。

＊2　Barlogie et al：Blood 1999；93：95

＊3　Attal et al：N Engl J Med 2003；349：2495

＊4　デキサメサゾン大量療法

大量のグルココルチコイドが骨髄腫に有効なことは既に一九六七年（Salmon：Cancer Chemother Rep 51：179）報告されていてVAD療法もこの大量療法の延長線上にある。デキサメサゾン単独大量療法がVAD療法に匹敵することが一九八六年（Alexanian：Ann Intern Med 105：8）報告されている。

癌の告知

堀之内さんは平成元年勤務先の健診で[*1]高蛋白血症が見られるから今後定期検診を受けるように言われた。もちろんこのとき骨髄腫のコの字の話もなかった。当時堀之内さんは会社人間に徹し，自分自身の健康にほとんど無関心だった。証券投資調査室長として日本ばかりか外国，特にニューヨーク，ロンドン市場にも目を配らなくてはならず，時差の関係もあって帰宅は毎日午前様だった。アルコールは駄目なので好きな音楽を一時間ほど聞いてリラックスしてから寝についた。

お好みの音楽は沢山あるが，特にバッハのマタイ受難曲やG線上のアリアを含む管弦楽組曲第3番，モーツァルトのセレナード(Eine Kline Nacht Musik) やホルン協奏曲，シューベルトの「美しき水車小屋の娘」，「冬の旅」などの歌曲がお気に入りで，大切な原盤から新しくCDに吹き替え，繰り返し聞いた。

モーツァルトの澄明さ，繊細さ，バリトンのディートリヒ・フィッシャー＝ディースカウが歌うシューベルトの抒情性，美しい希望や夢などが心に沁みわたり疲れた身体を癒してくれる。

モーツァルトのホルン協奏曲はオナラの音を聞いているようで思わずふきだしてしまう。

バッハの組曲にただよう晴れやかさ，親しみやすさは，教会でなく当時流行の最先端だったコーヒーを楽しむコーヒーハウスで演奏されたせいだろうか。

でも本音を言えばシューベルトの「冬の旅」の歌詞には旅たち（永遠の別れ）とかはずれ者（社会からのはぐれ者），死などと暗い言葉がいっぱいだ。

菩提樹も木陰の男女のささやき，家族の団らんなど一見愛の象徴とみえるが，内実は冬の晩死をいざなう場所—墓場を意味しているのだ。

高蛋白血症といわれて五年目の平成六年四月堀之内さんは主治医

より骨髄腫と告知された。友人の医師とも既に話し合っていたので
「やっぱり……」
　程度の感慨だったが，先生が
「非常にめずらしい血液のがんです。主に骨がおかされて腰痛とか胸痛がきます」
　と言われても自覚症状もなにもないので自分のことかと実感がわかない。
　それに
「今は良い薬があり，会社を休まなくても外来で治療できるので心配しなくていいですよ」
　と言ってくれたので少し安心した。
　しかし帰りに本屋によって医学書を開いてみると，先生が言われたようなそんな生やさしい相手ではない。
　病初は穏やかに経過することが多いが，やがて貧血，疼痛，腎障

害など強くなって薬が効かなくなり平均寿命は三，四年とある。なんでこんな病気に自分がなったのだろう。何にも悪いことをしていないのに。

自分は日本の国を良くしようとこれまで頑張ってきた。人の幸せを願う自分がどうしてこんな病気に罹らなければいけないのか。こんな三，四年で死んでしまう病気なんかに。

ああお父さん。（平均寿命は最近かなり改善されています――著者注）事態がよく理解できないまま堀之内さんは外来でMP療法[*2]を六コース受けたが，メルファランが抗がん剤などとついぞ考えたこともなかった。

思い出作りと言った方があたっているかも知れないが，五月の連休には神戸へ，夏休みには北海道へ家族で旅行した。

平成七年一月肺炎で入院。堀之内さんは四十三歳の働き盛りで，体調も良く自ら頭脳明晰と言わないまでもまずまずの出世街道を順

調に歩んでいる。この自分が老人でもないのに簡単に肺炎に罹ると
いうのはどういうことか。
　再度医学書を開いてみると，あるある，骨髄腫に罹患すると易感
染性となる，感染症―肺炎などにかかりやすくなるんだ。
　骨髄腫を含め血液病の誘因は過労や栄養不足とある。そういえば
毎日帰宅が午前様だった。こんな病気に罹るとわかっていたらもっ
と楽にやっていたのに，どうしてお医者は早くこのことを教えてく
れなかったんだろう。

＊1　高蛋白血症
血清蛋白が増えることでこの場合は免疫グロブリンの
増加を指す。正確には monoclonal gammopathy of unde-
termined significance　MGUS意義不詳の単クローン性

γグロブリン血症という。血中に単クローン性に免疫グロブリンが増加しているだけで積極的に骨髄腫やその類縁疾患と診断できない病態をいう。平均観察期間十年で一割，二十五年で三割が骨髄腫ないしその類縁疾患に移行するという。骨髄腫に移行するか否か事前に察知する方法はない。

＊2　ＭＰ療法
造血幹細胞移植療法を考えない場合の骨髄腫の第一選択療法で少量維持療法と大量間欠療法がある。この場合は後者の療法でアルケラン，プレドニンを四日間服用し，骨髄抑制から解放される三～四週間後同様に繰り返す治療法。

生い立ち

堀之内さんは鹿児島生まれの九州男児だ。

小さい時から賢い子と評判だった。買ってもらったばかりの三輪車をこいでいたら側溝に落としてしまい，引き上げようとしたがなかなか上がらず，すぐ樫の棍棒を持ち出しテコの原理で引き上げた。それを見ていた隣のおじさんがご近所中にふれ回る。

中学卒業後名門進学校のラサールとか県立鶴丸高校などにあえて行かず，校長先生の心意気に感じ新設の鹿児島県立中央高校に入学した。

あまりガツガツ勉強しなかった故か浪人を嫌う学校の方針で絶対安全のQ大学を強く薦められ泣く泣く入学したが，やはり意余りある堀之内さんにとって役不足だったようで，翌年待望の東大に入学した。

堀之内さんは飛行機も，船も自動車も運転するのが大好きだった。

御父上の意をくんで和尚さんがつけてくれた戒名が飛雲院潮音朗然居士だ。前半が大空を飛ぶ，後半が海上を疾駆する堀之内さんをイメージするのは言うまでもない。

学生時代は航空部（クラブ）に入って主にグライダー飛行を楽しんだ。

ワイヤーで曳航されたグライダーのスピードがつくと，急に車輪の音が止んで機体がふわりと浮かぶ。

地表が近いので思ったよりスピード感があり，緑の畑地が後ろへ後ろへと飛んでいく。

機体の風を切る音ばかり聞こえ，操縦室は針の落ちる音が聞こえるくらいしーんと静まりかえっている。奥さんのみどりさんも乗せてもらい，その爽快さは今だに忘れられないとのことだった。

工学部航空学科を目指して理科一類に入学したが，人の世を自分を表現する場にしようと思うなら，経済人ほどふさわしい職業はなかろうと考え直し教養課程を一年延ばし経済学部に進学し，卒業後日本興業銀行に入行した。

日本興業銀行は普通銀行に対し特殊銀行として一九〇〇年設立され，以来産業界に多くの資金と人材を提供してきた。

一九五二年興銀は債券発行により長期資金調達運用する長期信用銀行となり，主に製造業を対象に資金を貸し付け企業の発展を図り，言わば戦後日本経済の奇跡の成長を支え続けた。

高杉良作「小説日本興業銀行」にあるようアラビア石油の設立，海運再編成，日産とプリンス自動車の合併，八幡製鉄と富士製鉄の合併などの立役者中山素平頭取・会長時代興銀が最も映えた頃だろう。

日本経済の奇跡の成長の大部分は好調な対米輸出によるもので，逆にアメリカからすれば対日貿易の大赤字ということになる。

アメリカの要請によりプラザ合意がなり（一九八五年），日本を含め先進各国の外国為替市場へのドル売り協調介入により急激に円高が進んだ。

円高不況が予想され，政府日銀は景気の下支え，内需拡大を狙って公定歩合の段階的な引き下げを図り銀行の大幅融資を指導した。

この頃長期三行を含め銀行の取引先である大企業は社債や株式の発行などにより自前で資金を調達するようになり，新規の貸出先の開発を余儀なくされた銀行はだぶついた資金を湯水のように不動産関連融資に注ぎ込んだ。

安易な融資が地価をさらに押し上げ土地投機をあおる。地価が永遠に上がり続けると信じているように。

株価も値上がりを続け一九八九年末には日経平均株価三万九千円弱と史上最高値をつけた。

銀行や企業ばかりでなく一般市民も巻き込んで，消費者物価でなく資産価格だけが加熱するバブルが拡大していった。

政府日銀は世論に押され一転してバブル沈静化のため一九八九年五月から公定歩合を段階的に引き上げ始めた。

一九九〇年に入ると株価が急落。同じ年の三月大蔵省より「総量規制—不動産向けの融資を抑制する」との通達が出された。同年夏頃までは地価はまだ堅調で景気も拡大していたが，八月末公定歩合を六％に引き上げたのをきっかけに地価も下落し始めバブルの崩壊が明らかとなった。

土地や有価証券が担保割れし，銀行や住専が不良債権の重圧に耐えられなくなる。

一九九七年の北海道拓殖銀行，山一証券，一九九八年の日本長期信用銀行，日本債券信用銀行の破綻はバブル崩壊最後のドラマといえよう。

長期三行の内二行までがバブル崩壊の餌食となって消滅したが，この点伝統ある興銀はしたたかに生き残り，当時の銀行の大合併にならって二〇〇〇年九月に第一勧業銀行，富士銀行とともに金融持株会社（みずほホールディングス）のもとでみずほフィナンシャルグループとして経営統合を果たした。

堀之内さんが渡米する寸前の興銀はまだ不況のなかにあったが，それでも興銀マンといえば一目置かれる存在だった。

堀之内さんのように若くして興銀の中枢の一角を占める前途洋々たる人物に対しK大学病院の先生方も気をつかったことだろう。

既にステージⅢの病期を迎えた骨髄腫に対しいろいろ議論された末，安全で，悪くても寿命を延ばせそうな自家末梢血幹細胞移植療法が堀之内さんのため最終的に選ばれた。

お医者さんたちが自分の身体を大事にしてくれて真剣に議論して決めてくれた治療法だから有り難く受けなければいけない。

でも本当のことを言えば移植は受けたくないな。大量の抗がん剤が身体に良いはずはない。

肝臓とか，心臓とか，腎臓がダメージを受けるというのでなく，もっと何か人間らしさとか，意欲だとか，未来にかける夢とかそんな気持ちがこわれてしまうような気がする。でもしょうがないな。移植で病気が治って，頭取にでもなって日本経済の舵取りが出来れば本望だ。

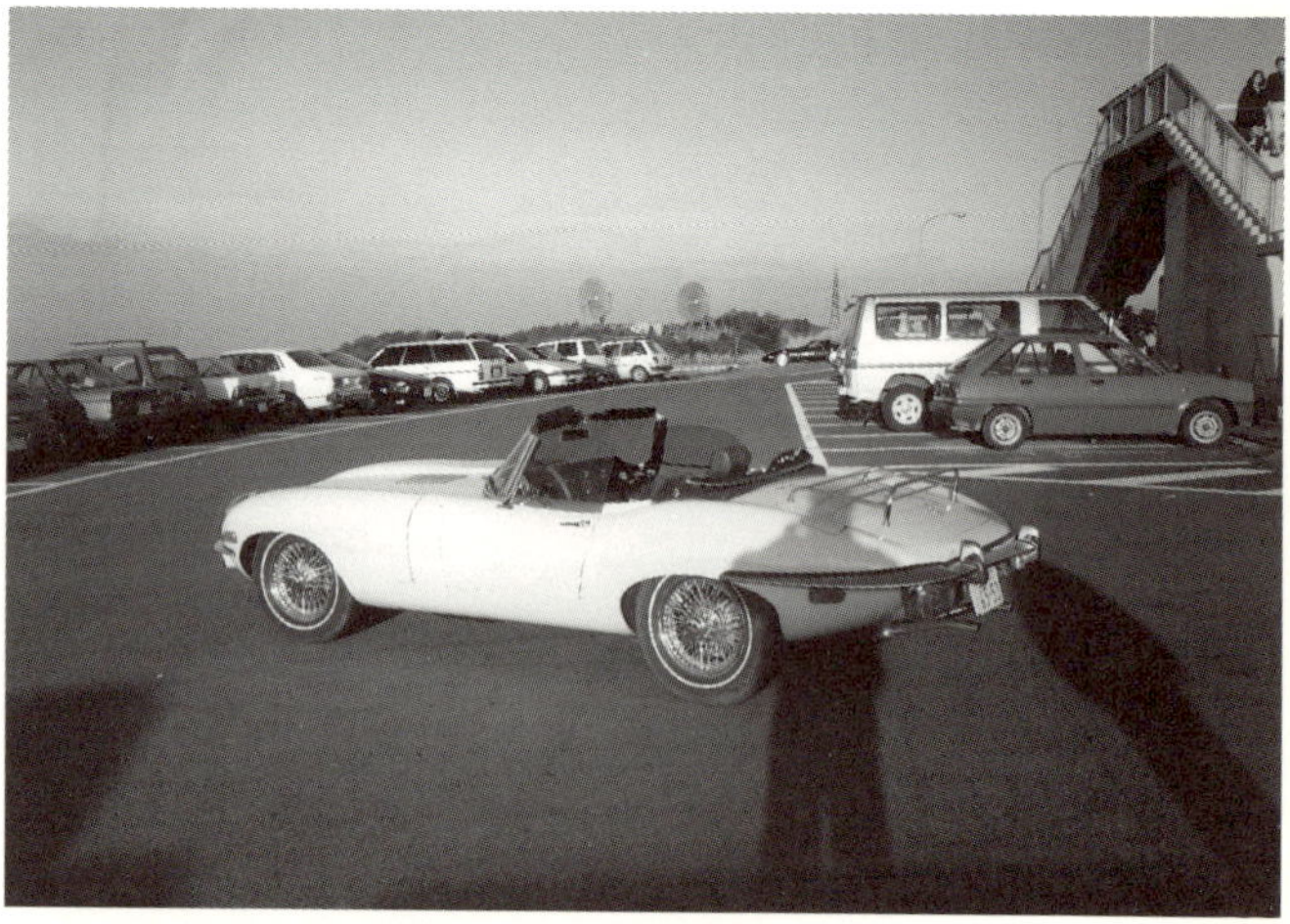

図 3　堀之内さんが愛した車。人影は堀之内さん。

ロサンゼルス

ロサンゼルスの空は底抜けに明るかった。

あの有名なHolly　Woodサインを左手に見ながら飛行機はロサンゼルス上空を大きく右旋回しながらロサンゼルス国際空港に降り立った。

トム・ブラットレーターミナルの税関窓口に並ぶ堀之内さんはお父さんと一緒だった。

身体に一抹の不安を抱いていたので一緒に来てもらったのだ。この時だけでなく堀之内さんは鹿児島在住のお父さんに電話で細大漏らさず病状を報告したり，人生の転機となりそうな事柄について必ず意見を聞くことにしていた。

薩摩隼人の剛直さをもちながら博識で何でも器用にこなしてしまい，自分と違ってお酒の強いお父さんは尊敬すべき人生の先達だ。

堀之内さんが興銀のロンドン支店に五年と六ヵ月駐在していた時もお父さんは度々いらして一人パブにもぐりこみお酒を楽しまれて

いた。息子のおかげで，お父さん人生最良の時だったと思う。ロスは日差しは強いがカラッとしていて日陰に入れば暑さを感じなかった。高い建物が少ないせいか空がとても広く感じられる。

空港でレンタカーを借り，片側六車線の四〇五号線を時速百キロメータ以上のスピードで走り，右折してサンタモニカブルバードに入りビバリーヒルズにあるCarlyle Innにチェックインした。飛行機で熟睡出来なかった分その晩はぐっすり眠れた。

翌七月三十一日はいよいよデューリーの診察日だ。

ホテルに面したおしゃれなロバートソンブルバードを北に行くとすぐ見えるシーダーズ・サイナイメディカルセンターはまるで一流ホテルのように豪華で心地よさそうだった。受付でこまごました手続きを済ませた後，二時十分からデューリーの小さなオフィスで問診が始まった。

デューリーは世界的な骨髄腫学者で，骨髄腫の教科書を開けば

[*1]「デューリー＆サーモンの病期分類」として必ず名前が出てくる。患者さんの診療に携わるかたわら，著書も多く，最近ではサリドマイドの少量療法を提唱している。

　部屋の隅にある小さな椅子に座って聞いていてもよいということでお父さんも同席した。

　その時のお父さんのメモ

「実に熱心に問診が始まる。息子の英語は聞いていていて我が子ながら立派なものだとひそかに感心する。ドクターとのやりとりは専門的な意見交換も有った筈であるが，実にスムースに終始する。約束は一時間の予定であったが，一時間三十分以上も熱心にていねいにやりとりがあってびっくりする。

　アメリカと日本の医療体制の相違かも知れないけれども小さな個室に看護婦も居らず，ドクターと息子と私の三人，診察もドクター自ら白衣も着ず，気易く診て下さって感激する。まだ骨も大丈夫のようだとのお話で，ホッとする」

　堀之内さんは五年間の前骨髄腫[*2]の時期を経て骨髄腫と診断され，MP療法，次いで自家末梢血幹細胞移植を行い，早くも再発し再移植を勧められていることを説明した。もちろん移植療法についての感想も述べた。

「ミスター堀之内，病気の比較的早い時期に移植を決意されたのはグレートだ。移植後再発が早かったのは，大量の抗がん剤をもってしてもあなたの腫瘍をやっつけることが出来なかったせいだ。もう一度移植をしても同じ事だろうから来年あたり我が国で認可される予定のサリドマイド[*3]を使ってみたらどうか。

　実際に使えるようになるまではデキサメサゾン大量療法とかまだ使っていない抗がん剤や血漿交換療法[*4]でつないでは」

　自分では一度に一つしか経験できない人生なので，デューリー先生の言われたことが本当に正しかったかどうかわからないが，翌年サリドマイドを服用して効果が現れたとき，先生のセカンドオピニオンに堀之内さんの胸の内でストンと納得がいった。

病院をあとにサンタモニカブルバードを西に向かってドライブする。

ロスの五番街（ニューヨーク）といわれるロデオドライブにも行ってみたいがもう時間がない。

右折して閑静で広壮な家並みが続くだらだら坂を登り始める。どの家の庭も手入れが行き届き，草花が美しい。

丘の中腹にＩＭＦ本部があった。

ＩＭＦは一九九〇年ブライアン・ノビスと夫人のスージーがデューリーと共に設立した。一九八八年ブライアン三十三歳のとき，スージーと結婚するため健康診断を受けて骨髄腫と告げられた。ブライアンは医学図書館に通って骨髄腫関連の文献を片端から読みあさりデューリーの名を探し当て，当時ロンドン大学にいた彼の診察を受けるようになった。がんになったら自らのがんに密着して，治療の責任は全部自分でとるというのがブライアンの信条で，ＩＭＦも彼の信条にならい教育と研究を柱とした活動をしている。

一般に患者会設立の動機というか，活動の目的は

①悩みの共有（癒し）—家族や友人には話せないあるいは話しても分かってもらえないやりきれなさ，苦しみ，悲しみ，悔しさなどを互いに語り合う，語る方は相手がなにもかも受け入れてくれることを知っている，語られる方も相手の痛みを自分の痛みと受け止めることが出来るので傷の深さが判る。

語り合うことで不安感や抑うつ感が軽減され，孤独感から解放される。時間がたって徐々にがんという事実を受け入れ，環境の変化にうまくつきあえるようになると自分の闘病体験を他の患者さんひいては社会のために役立てたいと思うようになる。

そして自分自身は新たな気持ちで病気に取り組めるようになる。

②医療関連情報の交換
③行政や医療機関への要望活動などである。

我が国では主に③を目的とした患者会が早くに生まれ，昭和二十三年（一九四八年）設立の結核患者による「日本患者同盟」や「全国ハンセン病療養所入所者協議会」（一九五一年設立）などがその例である。

特に後者の生活保障などの権利要求や偏見排除といった社会運動などは眼をそばだたせるものがあり，その成果が得られたことはめあたらしい。

引き続き「サリドマイド児親の会」（一九六三年創立），「水俣病患者同盟」（一九七四年創立）など薬害・公害による賠償を求める会が相次いで結成されたが，これらの会には少なくともかっては圧力団体のイメージがあって，医療従事者がこれに関わることに抵抗があった。

活動の主体が主に①②にある患者会は数多いが，一九六〇年創立の「日本リウマチ友の会」（患者数二万二千人）や一九六一年創立の「日本糖尿病協会」（会員数約八万人）は歴史の古いことと，会員数の多いことで別格である。

糖尿病にはこのほか全国各地方に「つぼみの会」（小児期発症インシュリン依存型糖尿病）がある。

がんの患者会は病気の性質上会が育ちにくいのではないか誤解されるむきもあるが，昭和二十七年（一九五二年）既に埼玉銀鈴会が結成されている。

これは喉頭がんで喉頭摘出術を受けた人々の社会復帰を促進する患者会である。同様の患者会で○○喉友会が全国各地に見られる。

小児のがんに対する患者会というより患児の親の会が昭和四十三年（一九六八年）「がんの子供を守る会」（会員数三千百余名）として発足している。

活動の目的にもちろん専門医やソーシャルワーカーによる相談助成や研究助成などがあるが，他の患者会に見られない特徴として療養費の助成，宿泊施設の運営などがある。

宿泊施設として二棟のペアレンツハウス（亀戸と浅草橋）があり，遠方から専門病院に入院・通院の必要な子供とその家族を経済的，精神的にサポートする総合支援センターとして機能している。こうした組織的な宿泊施設の原型は一九七四年誕生のドナルド・マクドナルド・ハウスにあるのだろう。

三代目現理事長の垣水孝一さんは私が海外経済協力基金の医務室でアルバイトしていた当時の理事さんで，仕事柄アジアに出張されることが多かったのか，自ら撮られた現地の写真を沢山見せていただき，ちょうだいしたこともあった。

乳がんも早いほうで昭和五十三年（一九七八年）「あけぼの会」（会員数四千五百名）が結成されている。「病院訪問ボランティア」

活動を行っていて，所定のトレーニングを受けた手術体験者が手術を受けた入院患者の枕元を訪ね，悩みを受け止めたり，退院後に必要な情報を伝えたりしている。

英国ではBreast Cancer Careという乳がん患者の支援団体が一九七四年創立され，乳がんに関するすべてー最新情報を流したり，プロテーゼ（人工乳房）の製造販売したりしている。このため有給スタッフ四十名，ボランティア四百二十名，年間取引額三億三千万円強，出版物発送二十万部に及ぶ堂々たる企業に成長しているという。

胃がんの患者会として「胃を切った人友の会アルファ・クラブ」（個人会員四千六百名，病院会員三千七百施設）がある。

創立者の梅田幸雄さんは六十六歳の昭和五十四年がんのため胃全摘を受けその直後から後遺症に苦しんだ。当時医療界はもとよりこれに関する情報が全くない中で梅田さんは自身の術後体験を同じ悩みを持つ人々に示し，昭和五十七年本会を設立した。

その後梅田さんは大腸がん，喉頭がん，舌がん，前立腺肥大，糖尿病など病気のデパートになりながら不撓不屈の闘病精神を持って八十七年の生涯を終えられた。

このほか，患者会をセルフヘルプとも言うが，患者会への橋渡し役をつとめる「とちぎセルフヘルプ情報支援センター」や，闘病記専門のオンライン古書店「パラメディカ」などのサポート団体がある。

堀之内さんはスージーの案内でIMF本部の中を歩いてみた。スージーのほか有給スタッフ二名，ボランティアは二十名近く登録されていて，交代で二名ずつつめている。

部屋の大きさは二十畳くらいで電話は四台，メール用の四台を含めパソコンは十台くらい。ファクスは二台，コーナーの一角に応接セットがあって四，五人の来客に応対できるようになっている。隣の部屋は会議室，その隣の小さな部屋はスージーの控え室となっている。

ボランティアといっても良く訓練されていて電話やファクス，メールからの患者の問い合わせにテキパキ答えている。

常勤の二名は

①ＩＭＦ主催の二ヵ月に一回の地区勉強会の場所と会場の選定，講師の選定と依頼，現地の患者，家族会員の応援依頼，開催前日より現地出張。

②顧問医師の発掘と依頼―顧問医師とは患者会の依頼によりセカンドオピニオンや各種講演会の講師となる骨髄腫の専門医のこと。

③セカンドオピニオンの依頼。

④研究資金提供―応募要項の作成，広告，選考依頼，資金提供，成果の発表。

⑤研究会，学会の主催，後援。

⑥「機関誌」「本」の発行。

「ミスター堀之内，日本に帰って是非骨髄腫の患者会をお作りなさい。ＩＭＦの日本支部と認めます。日本人のＴさんという人がＩＭＦの会員になっていますから，Ｔさんと一緒に日本支部を立ち上げたらどうでしょう。

まずホームページを立ち上げ，顧問医師をお願いしなさい。

ＩＭＦの"Patient Handbook"を翻訳して日本語版を作り会員に配ったらどう。印刷代はＩＭＦが負担しますから」

堀之内さんたちは資料，グッズ等を貰い，写真を撮ったりして，なにやら抱えきれないほどいっぱいのおみやげを持たされたような気持で帰途についた。

＊1　デューリー&サーモンの病期分類

患者のM蛋白量や血色素量，カルシウム，骨病変から体内の骨髄腫細胞数を推定し，骨髄腫を三病期のいずれかに分類する。ステージⅠは病初で，ステージⅢは病気の進んだ状態を指す。このほか種々の病期分類があるが最近では多変量解析により予後因子とされたβ2ミクログロブリンとアルブミンを組み合わせた病期分類（International Staging System　ＩＳＳ）が広く使われている。

＊2　前骨髄腫

前出「高蛋白血症」とほぼ同じ。

＊3　サリドマイド

過去サリドマイドは“つわり“の薬として用いられたが，催奇形性のため忌避された。その後ハンセン病の結節性紅斑や慢性移植片対宿主病などに有効なことが判り再び使われるようになった。この間サリドマイドの血管新生抑制作用が注目され各種悪性腫瘍に試みられたが，特に骨髄腫で約三十％と高い有効率が示され骨髄腫の生物学的治療法の嚆矢となった。

＊4　血漿交換療法　プラスマフェレーシス
　連続血液成分分離装置を用いてM蛋白の除去と腎機能の補正をはかることを言う。効果は一過性でM蛋白は数日で治療前値に復する。

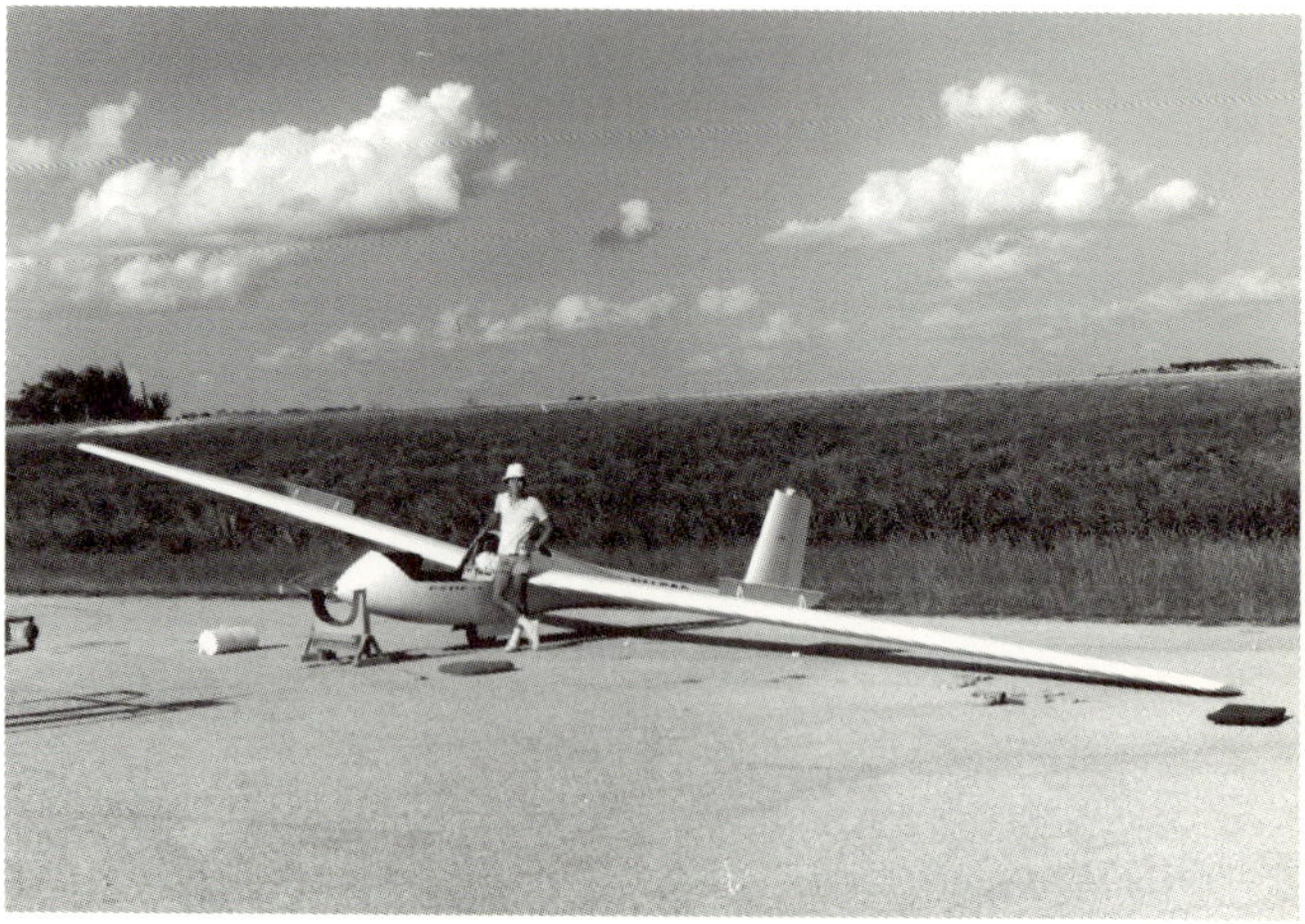

図4　オースティンのテキサス大学行費留学中，愛機と共に。

日本骨髄腫患者の会設立

帰国後早速患者会設立の準備を始めた矢先，病状が悪化し，再度の入院となった。VCAP[＊1]療法，次いでMCNU-VMP[＊2]療法を開始したところ一〇八〇〇mg/dℓあったM蛋白が徐々に減り始め，十二月の退院時には四六九〇mg/dℓまで下がった。

治療の合間に病室に持ち込んだデスクトップパソコンからホームページを立ち上げ，平成九年十月二十日国際骨髄腫財団日本支部（「日本骨髄腫患者の会」）を発足させた。

「私自身，アメリカの財団に登録している骨髄腫の患者と電子メールで対話でき，精神的に非常に楽になった。この安らぎを日本の患者さんも味わって欲しい」

「二人の子供がまだ小さいので出来るだけ長生きしなければ。今自分が患者会を立ち上げたところで寿命が伸びるわけではないが，乗り出した船だ。いけるところまで行ってみよう」

こんな堀之内さんの思いをこめて，患者会は動き出した。

活動の中心はパソコンを使ったメーリングリストでの情報交換だが，お年寄りに多い病気なので日本支部独自のファクシミリ会員制度を設け，月末にメーリングリストでのやりとりを印刷して送った。募金も開始した。

本部が作成した小冊子"Patient Handbook"をみどりさんが翻訳し，日本語版（二十ページ）を希望者に配布した。

平成十年に入って三月からプレドニゾロン抜きのＶＣＡＰ療法，エンドキサン大量（一二〇〇㎎）静注療法，次いでＶＰ—１６＋イダルビシン静注療法を施行したが，いずれも一過性の効果だけでじり貧の状況を呈してきた。

Ｍ蛋白がじりじりと上昇し続け七月二十二日，八月五日と二回の血漿交換療法を余儀なくされた。Ｍ蛋白が十一ｇを超え，過粘度症候群[*3]でみられる出血傾向—鼻血，歯ぐきからの出血，皮膚の点状出血，皮下血腫などが見られ，堀之内さんの吐く息がなにやら血なまぐさかった。

長い間の抗がん剤投与により骨髄抑制が強く，特に好中球減少のため八月九月の二ヵ月間に三回敗血症を繰り返した。

病気に負けまい，ぶざまな最後だけは人に見せまいとの意地だけでなんとか乗り切っている状態だった。

病勢と反比例するかのように患者会は順調に育っていった。発足時の会員は堀之内さん，Tさんの二名だった。

平成十年に入り産経新聞（三月十五日）に患者の会を取り上げてもらったところ十五名だった会員数が三十名に倍増。引き続きNHKの「おはよう日本」，読売新聞の「医療ルネッサンス」に取り上げてもらい会員数は百二十名となった。

「おはよう日本」はNHKの日曜日の定番で，その中で取材記者が”コンピューターを使って情報のネットワークを作る患者会“として会を紹介している。タンデム移植を受けたIさんの経験談を堀之内さんがメーリングリストに載せるなどの話が出た後，堀之内さんが医師のネットワークづくりに取り組みたいと述べている。これが後の日本骨髄腫研究会[*4]との協力関係に結びついていく。

堀之内さん，Tさんを第一号，第二号の会員とすると，第三号はFさんだった。

Fさんのお母さんが患者さんで，私の病院で最期を迎えられたが，Fさんは親孝行でお母さんの無念の思いを他の患者さんに尽すことではらそうとウェブでホームページを見つけ入会された。Fさんが薬剤師であることも病人と無関係でいられなかったのだろう。

Fさんの入会で患者会は薬のからくりを理解する有力な柱を得たことになる。メルファラン，サイクロホスファミド，サイメリン，ビンクリスチン，プレドニンなど耳慣れない単語が大分身近になった。

今は亡きSさんも翌年一月二十七日堀之内さん宅を訪ねてきた。東京外語大を卒業され外資系の銀行に勤めていたが，結婚を機に専業主婦となりお子さま二人を育てているところで骨髄腫といわれた。

語学力はたいしたもので，入会後はパンフレットの翻訳やIMF本部との連絡など渉外係として有能この上ない人だった。

多少茶目っ気のある人でメールの末尾は必ず音符で終わっていた。Sさんは末期の大腸癌を併発され，それを知らせるメールで「みなさまもお身体を大事にされ，一日も早くやってきて欲しい”骨髄腫治癒の日“をお元気に迎えられますように」

とむすんでいる。

患者会設立初期に入会した役員のKさん。お母さんが患者さんで，第一回総会セミナーに妹さんが参加している。文系の大学を出ながらお勤めがらみの卓越したシステムエンジニアで，会のリストオーナーとして患者・家族のメーリングリストの運営を支え続けている。

患者で学究肌のNさん。自家移植後の長期安定の中，去年はＩＭＦ発行の "Patient Handbook 2007年版" の翻訳を完成させ，ＩＭＦが発信している医療情報を精選し訳してウェブ上で紹介したり，ＩＭＦとの渉外罹りをつとめ，まさにＩＭＦ漬けの毎日を送っている。

いまや会のイベントすべてをとりまとめているJさん。

メーリングリスト初登場は平成十二年六月八日，お父さんの腰痛についての相談だ。関西出身のボランティアは少ないが，Jさんの場合，阪神・淡路大震災の救援活動を含めた被災体験とお父さんの看病をとことんやり尽くした充足感とが相俟ってバネとなり，患者会のため献身的に尽くしている。堀之内さん末期の入会なのでその薫陶を受ける機会はなかったと思われるが，堀之内さんの遺志になぞらえ骨髄腫研究会と協力しながら拡大路線をとっている。

＊1　ＶＣＡＰ療法

vincristine（商品名オンコビン），cyclophosphamide（同エンドキサン），adriamycin（アドリアシン），prednisolone（プレドニン）の四剤併用療法。Salmonら（J Clin Oncol 1983；1：453）の治験によればＭＰ療法より有効率，生存期間で秀れているという。

＊2　ＭＣＮＵ-ＶＭＰ療法

ＭＣＮＵ（商品名サイメリン），vincristine（同オンコビン），melphalan（同アルケラン），prednine（同プレドニン）を併用する治療法。ＭＣＮＵは国産品で我が国で考案された併用療法。ＭＰ療法耐性例にも有効。

＊3　過粘度症候群

Ｍ蛋白の増量による血液粘度の上昇は sausage - like

phenomenon などを伴う網膜症による視力障害，精神症状，心障害，出血傾向の原因となる。これらの臨床症状を総称して過粘度症候群と呼ぶ。本症候群は分子量が大きな IgM が増加するマクログロブリン血症に発現しやすく，骨髄腫でもポリマーを形成しやすい IgA，IgG3 型骨髄腫に多く見られる。

＊4

日本骨髄腫研究会

昭和五十一年（一九七六年）今村幸雄，高月清先生が主導して日本骨髄腫治療研究会が設立され，主に化学療法共同研究が行われた。平成四年，現在の日本骨髄腫研究会と改称され，年一回の研究会総会の開催と共に"日本骨髄腫患者の会"と連携して活動範囲を拡大しつつある。

サリドマイド

帰国後，サリドマイドのことが堀之内さんの頭から離れなかった。

ＩＭＦのメール上にもサリドマイドのことが頻々と見られるようになった。

平成十年四月十一日アーカンソー大学のバーロギーの所でサリドマイドの治験が始まった。すぐ治療を受けたいならこの治験に参加すれば良いが堀之内さんにとって渡航費，滞在費が大変だ。アメリカ南部の人は人が良いのか，バーロギーにサリドマイドが欲しいと手紙を書いたら，薬はやれないがアメリカにくればすぐ治療してあげると電話してきた。

アメリカ政府はカナダ以外サリドマイドの輸出を禁止している。ブラジルはどうか。人を介して色々手を尽くしてみたがブラジル政府は日本への輸出を認めてくれない。

思いあぐねて主治医のＯ先生に相談したところ，先生は拍子抜け

するほどあっさりと
「ブラジルに知り合いの医者がいるので頼んで送ってもらいましょう」（O先生は同種移植の際のGVHD[*1]の予防に既にサリドマイドを送ってもらったことがあったんだ）
サリドマイドの到着を待つ直前，平成十年十月二十三日FDA[*2]は骨髄腫に対する治療薬としてサリドマイドを認可した。堀之内さんにとってこの認可は遅きに失した感があるがそれでもオーソライズされたということで一層サリドマイドに対する期待がふくらんだ。
十一月四日待ちに待った服薬開始。
ここまでが堀之内さんの我慢の限界だった。抗がん剤の効きの悪さは移植後の再発時から始まっていた。いや，それよりずっと前，最初のMP療法から始まっていたのだ。もしサリドマイドが効かなかったらもう駄目だろう。
さすがの堀之内さんも不安でいっぱいだった。病院の窓辺でつぶ

やくように

「申し訳ないのは連休なのに子供たちを何処へも連れて行けないことで，良いお天気の空を見上げて恨めしい限りです」

堀之内さんのすごいところは自分のサリドマイド治療の結果を全国の顧問医師に公開したことだ。

幸いにして薬が身体に合っていたようで，十一gを超えていた血清蛋白がグングン減っていく。貧血も血小板減少も回復してきた。

自分と同じように抗がん剤が効かず，苦しんでいる患者さんたちにとってどんなにか福音となり，希望をあたえることになるだろうと堀之内さんは興奮気味だった。

ちなみに十一月二十五日のメールを見ると

「ここ一年近く，全くいいニュースが無かったので，本当に嬉しいです。このまま何処まで下がってくれるのか，できれば（サリドマイド以外の）追加の治療が必要ないところまで下がってくれるといいのですが」

私も興奮して堀之内さんの作った折れ線グラフを手にして

「サリドマイドの作用機序がわかれば，骨髄腫の真の病態，病因が解明されるのでは」

一方主治医のO先生はデューリーにこんな手紙を書き送っている。

「サリドマイドを投与しても好中球減少は回復しない。その上に免疫抑制剤であるサリドマイドが加われば一層感染症に罹りやすくなるのでは」

堀之内さんは最初自身の経験からそれぞれの主治医がそれぞれ海外の先生に頼んでサリドマイドを送ってもらって患者さんに使えばいいと考えていた。

しかし大阪在住の医師から海外に友達がいないのでほかにサリドマイドを手に入れるてだてがないかどうか問い合わせが来たのをき

っかけに考え直した。

日本の医師がそれぞれバラバラに製薬会社に注文したら，会社の方は代金の徴収だとか，薬の管理がきちんと行われるかどうか不安に思うだろう。

サリドマイドは過去に副作用が問題となって使用中止となった薬で，それが再び世に出れば被害者の神経を逆なでするだろう。

納得して貰うにはサリドマイドが骨髄腫の治療に欠かせないことと薬の管理を厳重にするということを伝える以外にない。

この趣旨に添って堀之内さんは昔の同僚のEさんらの助けを借りて最終的に次のような段取りを作った。

主治医が患者さんの依頼を受けて所定の書類で患者会に申し込む。

患者会がメキシコの製薬会社セラール社に発注する。

セラール社は主治医宛にサリドマイドを発送し（成田の税関に留

め置き），患者会に代金を求める。患者会は主治医に代金を請求し，これをセラール社に振り込む。

主治医は輸送業者の求めに応じて薬監証明申請書を作成し厚労省に提出。

厚労省から薬監証明が輸送業者に下りて，サリドマイドが主治医宛に配送される。

この段取りから明らかなように患者会は薬の申し込みを仲介するだけで，医師が輸入，管理する体裁になっているので薬事法に抵触することはない。

事実こうした周到な準備が後に社会問題化しかけたときの防波堤となって生きた。

＊1　GVHD graft－versus-host disease 移植片対宿主病

移植片にT細胞が含まれ，宿主が免疫学的機能不全に陥っている場合，移植片（T細胞）が宿主の組織を障害する（GVH反応）ことを言う。宿主の免疫機能が正常ならばGVH反応とともに，宿主が移植片を攻撃するHVG反応も同時に見られる。

＊2　FDA

Food and Drug Administration　米国食品医薬品局の略。食品医薬品の審査，承認をするところ。

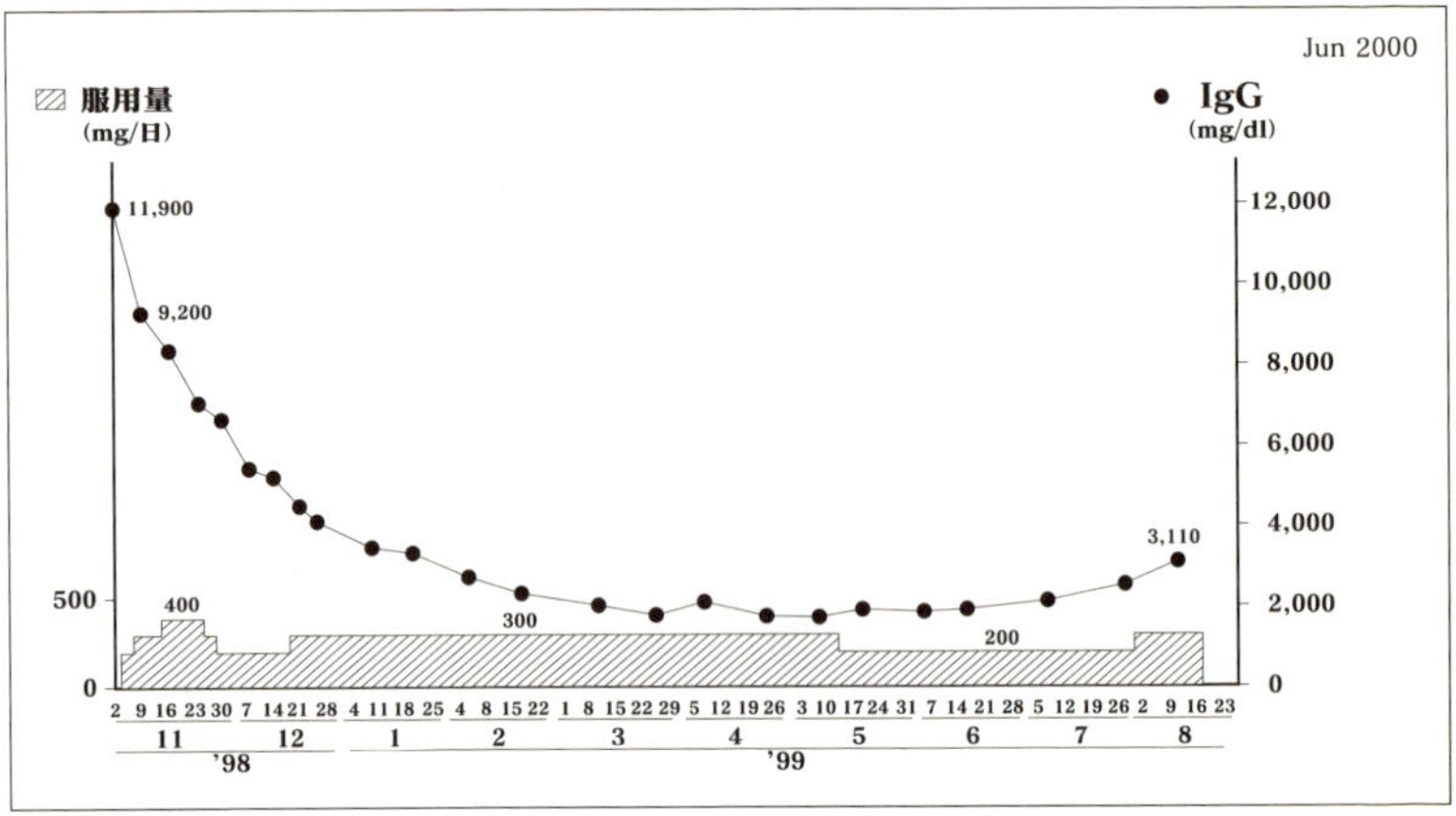

図5　サリドマイド服用による堀之内さんの血清Ｍ蛋白の推移

総会セミナーの開催

M蛋白が減るにつれ堀之内さんの体調も回復し，病に立ち向かう時間も少なくなった。

メールはメールで自宅に居ながらにして用を足せて良いが，人間やはり生身で対話しなければ本音が判らない。体調が良くなった今がチャンスとばかり第一回総会セミナーの準備を進めた。

四月二十四日（土）を予定し，会場は新宿コズミックスポーツセンターとした。区立なので会場使用料も安く，託児所もあってお子様連れも大丈夫。

始まりは午後一時半で会員相互の自己紹介後，私と主治医のO先生が講演，その後総会を開いて会則，役員などを決めるといった段取りで，総会翌日の堀之内さんのメールを見ると，

「おかげさまで総会に五十名以上の参加を得て，六十人用の部屋がほぼ満杯になりました…

早速Mさんから議事録が届いています。今朝三時半ころの送信と

なっていて，（そんな時間まで頑張っていただき）ありがとうございます…

費用は全部で八千円くらいで患者の会の経費で落としたい…

それから会長に立候補させていただこうと思っています。昨年，私自身が危なかったときに，会としての基盤をしっかり作っておかないと会そのものが危なくなるなと思っていたのですが，ようやく皆さんとお会いできて，面識もできましたし，複数の理事の方にお願いしておけば，私に何かあっても会そのものは安泰ですので…

夕べはさすがに，ちょっとつかれて，九時半にはねてしまいました」

堀之内さんに遅れること一時間後のSさんのメール

「昨日の総会，本当に有意義でした。こんな機会を作ってくださった堀之内さんご夫妻には，適当な感謝の言葉が見つかりません。

お手伝いしてくださったお嬢さんもありがとう……」

再生

JCLS 88002-500

サリドマイドを服用してしばらくの間は面白いようにM蛋白が下がったが，平成十一年三月，IgG 一九七〇㎎/dℓとなったところで下げ止まりプラトー[*1]状態が続いた。

いずれサリドマイドが効かなくなってプラトーも維持できなくなるかも知れないからもう一度デューリーに会ってお話ししておこう。昨年八月からの検査データを整理しグラフにして，文献上の疑問点を質問状にしてこの両方を事前に送っておこう。

準備終了後，平成十一年七月十二日堀之内さんはロスに旅立った。

デューリーは

「サリドマイドでM蛋白がプラトーを維持しているなら，一日五〇～一〇〇㎎の投与量でも有効なのでそこまで徐々に投与量を減らしていく方が良い。ハンセン病の患者さんはこの量を十何年と続けているので，長期投与に際しての安全量と言える。

サリドマイドも効かなくなった患者さんに今ナベルビンやガンシクロビルなど試している。特にナベルビンは五割くらいの患者さんに有効だ」

帰国後，しばらく前から準備していた第二回総会セミナーをFさんにお願いして大阪で開催して貰った。今回も顧問医師の先生方を講師に迎え参加者百名を超える盛会裡に終わった。

堀之内さんは欠席した。白血球減少が相変わらず続き風邪など感染症に罹ることを恐れたためだ。

ただ十一月二十日には無理をおして京都に出かけ，第二十四回日本骨髄腫研究会総会の幹事会で挨拶をした。骨髄腫研究会と手を携えて協力してやっていくことが患者会の継続，発展に必要と考えたからだ。事実その後の両会の発展振りをみると，堀之内さんの先見の明につくづく感じ入ってしまう。

サリドマイドを服用中にもかかわらず八月頃から増え始めたM蛋

白は年末には八〇〇〇mg/dl超となって，再びあのいまわしい鼻血，歯ぐきからの出血がはじまった。

前の週に治療されたエンドキサンのせいか白血球が一五〇〇/μlをわり，鼻血がなかなか止まらなくなって平成十二年二月二十八日堀之内さんは入院した。造血刺激因子の皮下注，赤血球濃厚液・血小板濃厚液輸血，血漿交換療法，中耳炎にも罹っていたので抗生物質の点滴といろいろやって貰った。

血小板輸血をしてもなかなか血小板が上がらなかったが最近自分と同じ血液型の献血者がいて（自衛隊の人らしい）その人が定期的に献血してくれるので血小板数も落ち着いてきた。有り難いことです。

堀之内さんは過去の治療に関する文献を総ざらいした。デューリーの言ったナベルビンはビンカアルカロイドに属しオンコビンと似た作用をする。五割に有効と言われたが，化学療法耐性例でほとんど効いていない。リツキサン[*2]はどうか。自分の骨髄腫細胞に効くだろうか。先生に尋ねたところ検査をしてくれた。

「堀之内さんの骨髄腫細胞はCD20抗原陽性ですよ」

と言われ，堀之内さんは小躍りしてみどりさんに渡米しデューリーに処方してもらうよう頼んだ。

平成十二年四月一日堀之内さんは入院したまま慎重にリツキサンを投与して貰う。初回投与時，発熱とわれるような猛烈な頭痛に襲われたが，二回目以降副作用は認められなかった。しかし効果となるとM蛋白の上昇を食い止めるのが精一杯だった。

五月二十九日再度入院してエンブレル（抗腫瘍壊死因子）の皮下注射を行う。何ら副作用を認めず，四泊して退院。退院後も打ち続けたが効果なし。

T大学のK先生が作った骨髄腫細胞を攻撃する抗体[*3]（抗HM1・24抗体）について先生に電話して是非自分の身体に試してほしい

と堀之内さんは懇願した。英国で現在第Ⅰ，Ⅱ相試験を実施中で，日本で作られた薬なのに日本で使えない。日本の治験制度や厚労省が恨めしい。

この抗体のことでK先生に大層迷惑をかけてしまった。会員の一人がK先生が良い薬（抗体）を持っているとメールしたもんだから，問いあわせが殺到し先生が目を回してしまった。大体ホームページを開くと言うことは自分の家を建ててそこに住むようなもので，お客が勝手に上がり込んできても拒めない。前にも会員のAさんが自分は漢方薬で治療しているとメールしてきたので，人を惑わすようなことを言うのはやめてちゃんと専門医に診て貰って科学的に治療したらどうかと堀之内さんがメールしたらそんなことはわかっていると怒られた。メールでのやりとりは誤解をまねきやすい。

七月サリドマイド再開。七月二十六日エンドキサン注射。以後造血刺激因子注，輸血，血漿交換療法の繰り返し。輸血や血漿交換療法でその当座は生き返ったような顔を堀之内さんはするが，じきに効果が消えてしまう。

平成十二年十一月十八日は第二十五回日本骨髄腫研究会総会開催の日で私が主催する。

デューリーとトレオン先生が翌日に開催される患者の会セミナーの講師として来日するので両先生をお借りして研究会総会でパネルディスカションを開こう。患者の会のアンケートで得られた（1）先生と話が出来ない，（2）インフォームドコンセント，（3）遠隔地での治療，（4）医療費をテーマに

司会はT先生，シンポジストはアメリカの両先生と日本骨髄腫研究会の三先生，患者の会から三人に出演願って討論して貰おう。

こうしたことのため堀之内さんと何回か打ち合わせをし，一，二回はご自宅にもうかがった。

八月の中頃か，土気色して顔色は悪かったが，普段どうり快活で

テンポ良く打ち合わせを終えた。
　しかし今考えてみるとあの時堀之内さんは肉体的にも精神的にも本当につらかったに違いない。ぼんやり者の私は堀之内さんの気分も忖度せず愉快そうに話してしまったが，あるいはその方が良かったのかも知れないと自分をなぐさめている。
　この間の堀之内さんのメールをみると
平成十二年七月十三日
すみません，「あと二ヵ月」とかいたのは，最悪ケースということです。私のように病状の進行が早いケースでは，あり得ると考えています。(^^)（笑いのしるし）
人は，というより，この世に生を受けたものは全て遅かれ早かれ土に帰ります。要は，それを認識しているかどうかではないかと思います。健康で，毎日仕事をしている間は，決してそういうことは考えませんが，こういう病気になってしまった場合，よくそういったことを考えます。今生まれたばかりの赤ちゃんでさえ，その時がくれば土に帰るのです。従って，悲しいことでも何でもないと自分では考えています。この運命は，全ての人に平等に与えられた避けることの出来ない運命です。

我が家では，父親がそういう状態の今でも，家族でくだらないテレビを見て「ゲラゲラ」笑っています。九十八年の時の経験（サリドマイドを服用する前の状態）から，もう慣れっこになっているのかも知れません。従って，悲しい気持ちにならないでくださいね。

m（＿）m（手をついておじぎしている）

不思議なもので，まだ生きていたいという気持ちがある一方で，はやくこのつらい闘いを終わりにしてしまいたいという気持ちもちょっとですがあります。

また，患者としての自分の他に，元理科系の人間としての自分がいて，ちょっと離れたところから，この次どうなるんだろうという割と冷めた目で見ているということもあります。

ほんとうは，九十八年の時に考えていたように，こういったことはなにも書かずにある日突然，みどりから亡くなりましたということでも良いと思うのですが，やっぱりなかなか普通の人にはできない経験なのではないかということと，進展の早い患者の場合どうなるかということを書き留めて，同じ患者さんたちの参考にしていただければと思います。

私が今一番思うのは，昨年の秋にサリドマイドから再発したのがはっきりした時点で，もう少し突っ込んだ情報収集をすれば良かったということです。当時，情報収集にばたばたしていたときに，そこまで心配しなくてもとおっしゃってくださる方もいらしたのですが，やはり，自分の第六感は正しかったと考えています。これは，それこそ，その患者さん自身で異なる部分ですので，自分で自分の病気をいかによく把握しておくかが大切だと思います。（堀之内さんは病気を受け容れ，死をも受け容れたのだ。でも一方で死に至るまでの”このつらい闘いを終わりにしたい“という気持ちが少しありながら，他方で自分の闘病経過を余すことなく後世に伝えたいという強い思いがあり，これはもう神様に近い心境だ）

平成十二年八月十四日

モス（バーガー）は，本社が歩いて二分くらいの所にあり，地元企業です。（〻）夏休みにどこへも連れて行ってやれないので，せめてもの罪滅ぼしに，モスへ出かけた次第です。お子さんがおっしゃるように，マックに比べ，材料を吟味し，注文してから作ってくれますので，かなりおいしいと思います。客単価六百円くらいですので，それで家族四人一時間ほど楽しい思いができれば，親父としてはうれしい限りです。（〻）

もっとも，こちらは，感染のリスクがありますので，半分くらいは，命がけということになります。子供たちが無邪気に喜んでいる顔を

見ていると，よっしゃ次はハーゲンダッツだー，と叫んでいたりしますが（笑）

平成十二年九月十五日

私の元気は，空元気です。（笑）

まあ，しかし，人間いつかは死ぬわけですから，生まれてからそれまでの間が楽しいんだと思います。一つだけ言えるとすれば，死ぬとき痛いのはかなわないので，めいっぱいモルヒネでも何でも使って貰って，笑いながら行きたいと思います。また，最後があんまり長いのも周りに迷惑をかけるので困りものです。この辺は，大丈夫かな。寝たまま十年とかいうのはないでしょうから。（笑）

いずれにしても，がんばりましょう。（笑）

九月二十日発疹が見られ，二十一日全身に拡がり高熱（三十九度）も出現。水痘の診断で緊急入院となりゾビラックス，免疫グロブリン製剤が投与された。翌二十二日グラム陽性球菌血症，肺炎を合併。高熱が持続しソルコーテフ対応となる。入院わずか四日目九月二十四日未明敗血症性ショックで他界した。享年四十七歳。

堀之内さんのなくなったことは患者の会にとってショックな出来事だった。ひそかに予期されていたこととはいえ現実のこととなると親を亡くした幼児のように皆はかなげだった。

みどりさんも重傷だった。

夫が始めた患者会だが，これを夫に替わって続けていくのは重荷で自分はその器ではない。

そうした気持ちを患者の会十一月セミナーの応援にかけつけたスージーに会うまで持ち続けた。スージーは

「ご主人と同じようにすることはないのよ。今あなたがやっていることを続ければいいの。あなたがいれば周りの人が手伝ってくれる。看板をおろさなければ人は集まってくるものよ」

堀之内さんがなくなってまず高橋さんが動いた。堀之内さんが殆ど一人で描いたセミナーのプランを0さんらと一緒に仕上げてくれた。

みどりさんはこう述懐している。

「そして当会の十年を語るとき，二代目代表の高橋さんのことを忘れることはできません。

前向き志向の明るく穏やかなキャラクターの高橋さんが代表になってくださったおかげで，リーダーを失って途方に暮れていた私を始め当時の役員さんたちが，高橋さんを父親のように頼りながら，みんなで力を合わせ新しい時代を歩いていこうという気持ちが生まれました」

最後に堀之内さんのモットーだった"information can save your life"を伝えるSさんの感動的なメッセージを載せる。これは堀之内さんに対する鎮魂歌でもある。

「"Information can save your life"　"情報で命が救える"

これは，日本骨髄腫患者の会を設立された，故堀之内さんのモットーでした。

彼のメールの最後には，いつも署名と共にこの文言が刻まれていました。

そして，堀之内さんはまさにそれを実践し，困難な病気に最後まで前向きに，そして主体的に立ち向かわれました。

"餅は餅屋，治療のことは専門家である医師に任せた方が良い"との声があります。

確かに，圧倒的な専門知識を誇るドクターの前で素人である私たち患者や家族は幼児のように頼りなげです。

しかし，本当にドクターの指示に忠実に従う以外私たち自身にできることはないのでしょうか？

病院のドクターたちが非常に多忙なのをご存じですか？

一日のうち，プライベートを除いた一定時間を，さらに何十人もの外来や入院患者のために割り振っていく。

大学病院であれば教育もしなければならないし，管理職ならマネージメントもある。学会前は資料も揃えて準備しなければならない。

熱心なドクターたちはそれでも日々，より良い治療法が現れていないか文献を読んで情報収集に努力します。

しかし，担当する患者の病名は様々ですから，骨髄腫にだけ目を向けているわけにはいきません。

一方，現在インターネットの普及により，かっては医師だけに独占されていた高度な医療情報が誰にでも入手可能になりました。最新のアメリカ血液学会の抄録さえ，いくらでもよむことができるのです。

ただ，あの膨大な量の情報は玉石混淆です。学会発表されたものでも，すぐに消える情報はあるのです。

ならば，多忙で一患者の治療法に関して，限られた時間しか割けないドクターたちに，私たち自身が情報収集という下請け作業をして提示し，高度な判断を仰げばいいではありませんか。

とりあえず，他の病気のことなどどうでもよいのです。自分や家族に関係すると思われる情報だけを集めるのです。

もちろん，並行して血液や骨髄腫についての基本的な知識を学ぶことも大事です。それにより，より良い情報を選ぶ能力もつきます

JCLS 88002-500

し，医師の説明もずっとわかりやすくなります。

こうすれば単に与えられる医療から，医師と患者が協力して進める医療に変えていくことが出来るのです。

最近，骨髄腫の治療薬として使われるようになってきたサリドマイドという薬があります。この薬を世界で最初に骨髄腫に効くのではないか，試してみたいと考えたのはあるアメリカ人患者の妻でした。

不幸にも彼女の夫には効果がなかったのですが，その後，他の患者さんで顕著な効果を認めたＡＣＲＣ（アーカンソーがん研究センター）の発表から，瞬く間にサリドマイドは全米，そして世界に広がり，多くのほかに有効な治療法のなくなっていた骨髄腫患者の命を救いました。

日本では，いち早くサリドマイドの情報を入手した堀之内さんが既にほとんどの化学療法にも反応しない末期的状況から，必死で薬剤を入手，服用されて劇的に回復されました。

情報はこのように文字通り，Life命を救うことがあるのです。

しかし，たとえ生死という意味での命を救えなかったとしても，少なくとも自分や家族がこれでいいんだと納得した生きていく，Life人生を救うことは出来るはずです。

自分自身の小さな力を悔いてはいけません。

知識量で遙かに劣っていても，自分や自分の大切な人のたったひとつしかない命を思う気持ちは，それを補ってなお余りあるほど大きいのですから。

Information Can Save Your Life　あなたやあなたの家族のかけがえ

JCLS 88002-500

のない命を救うため，たった一度しかない人生を納得して生きていくため，骨髄腫について学び，調べていきましょう。会のみんなといっしょに」

＊1　プラトー

M蛋白が一定量になってそれ以上治療しても変わらない状態を言う。病勢の動きが止まるのでプラトーを得ることが化学療法の目標だったが，造血幹細胞移植療法の導入により完全寛解が容易に得られるようになり意義がうすれた術語。

＊2　リツキサン（抗CD20抗体）

CD20はBリンパ球表面にみられる抗原性だが，骨髄腫でも約二割の患者の骨髄腫細胞上にも認められる。抗ＣＤ20抗体は低悪性度Ｂリンパ腫のリンパ球に対し殺細胞的に働く。骨髄腫に対して治験中。堀之内さんが経験した程度の効果は期待できそうです。

＊3　抗ＨＭ１・24抗体

培養化ヒト骨髄腫細胞を抗原としたヒト型化抗ＨＭ１・24抗体はヒト骨髄腫細胞を植え込んだモデルマウスの腫瘍を縮小させる。第Ⅰ，Ⅱ相臨床試験が英国で行われたが途上中止となった。

あとがき

題名が決まるまで紆余曲折があって，この本も最初は〃がんの患者会が出来るまで〃と極くまっとうな題名を考えていました。しかし時がたつにつれ，もしかしたら堀之内さんは神様の化身で，骨髄腫の患者さんを救うためこの世におくりこまれた人なのかも知れないと思い始め，それがそのまま題名になってしまいました。

この本を書くきっかけは，堀之内さん自身容易ならざる病気に罹っているのに（普通の人ならもうそれだけで打ちのめされ，二度と立ち上がれないかも知れないのに）何故これほどまで人のために我が身を尽くせるのか，そのわけを知りたいと思ったからです。

堀之内さんのように才能があり確固とした目標を持って人生を突き進んだ人が，突然病気になってその途上全く前途の希望を打ち砕かれたとき，どのようにしてその後の人生の立て直しをはかったのでしょうか。

本書を読んでお判りいただけたと思いますが，堀之内さんはあまねく人々に癒しを施したいと願ったのです。

さきほど堀之内さんを神様みたいと言いましたが，生前おつきあいした私にとって堀之内さんはシャイで，シャープで，人当たりの良い，人間くさい好青年でした。もし友達と許してくれるなら，私は堀之内さんを畏友と呼ぶでしょう。

この本ができたのは患者の会特有のメーリングリストによる堀之内さんのメールが沢山残されていたおかげです。それに潤いを与えたのは，会設立の当初から二人三脚できたみどりさんの当時のエピソードや思い出話でした。しかし終わってみるとお人柄のせいか奥様の出番が少なく，すこし寂しい気持ちがしました。

JCLS 88002-500

著者略歴

昭和 41 年　東大医学部卒
昭和 49 年　東大病院助手
昭和 52 年　米国 NIH 留学
昭和 53 年　川崎医大助教授
昭和 60 年　国立国際医療センター医長，部長
平成 11 年　国立甲府病院長
現在　老健施設長

主な著書
改訂多発性骨髄腫，血液内科ケーススタディ（いずれも新興医学出版社）

第 1 版発行　2008 年 9 月 20 日

天からの授かりもの
—がんの患者会ができるまで—

（定価はカバーに表示してあります）

検印省略

著者　戸川　敦
発行者　服部治夫
発行所　株式会社 新興医学出版社
〒113-0033　東京都文京区本郷 6 丁目 26 番 8 号
電話　03(3816)2853　FAX　03(3816)2895

印刷　株式会社 藤美社　ISBN978-4-88002-500-1　郵便振替　00120-8-191625